Dᴿ J. ETTERLEN

DE LA

LYMPHANGITE

SATELLITE DU

CHANCRE SYPHILITIQUE

LYON, Imp. A. REY

DE LA LYMPHANGITE

SATELLITE DU

CHANCRE SYPHILITIQUE

DE LA

LYMPHANGITE

SATELLITE DU

CHANCRE SYPHILITIQUE

PAR

Le Dʳ Jules ETTERLEN

LYON

A. REY, IMPRIMEUR-ÉDITEUR DE L'UNIVERSITÉ

4, RUE GENTIL, 4

1899

AVANT-PROPOS

Nous remercions tout d'abord M. le Dr Augagneur, professeur à la Faculté de médecine, chirurgien en chef de l'hospice de l'Antiquaille, de nous avoir fait l'honneur d'accepter la présidence de cette thèse qu'il nous inspira. Nous sommes fier d'être son élève et nous lui saurons toujours gré de ses savantes leçons.

Nous adressons l'hommage respectueux de notre reconnaissance à M. le Dr Lortet, doyen de la Faculté de médecine, dont nous avons apprécié hautement la science et la bonté.

Merci encore à nos maîtres si érudits et particulièrement à M. le Dr Testut, professeur d'anatomie à la Faculté, pour le profond intérêt qu'il nous a toujours témoigné.

J. E.

INTRODUCTION

Depuis longtemps les cliniciens avaient remarqué la coexistence de certaines lymphangites dures et indolentes et des syphilomes péniens primitifs. Mais beaucoup de ces syphiligraphes, tout en notant ce symptôme dans leurs observations, n'y attachaient point toute l'importance qu'il mérite.

Les prenant pour un épiphénomène, ils n'apprécièrent peut-être pas toute la valeur spécifique et diagnostique de ces lymphangites et notamment de la lymphite dorsale du pénis.

L'Ecole lyonnaise cependant, depuis près d'un demi-siècle, affirme la présence et le caractère de ces lymphites de la verge, avec J. Rollet, avec Diday, avec Jullien et d'autres encore. Enfin, M. le professeur Augagneur, chirurgien en chef de l'Antiquaille, qui nous a inspiré ce travail, enseigne, fort de ses nombreuses observations, la signification manifestement pathognomonique de la lymphite dorsale, *véritable signature de la vérole*, permettant très souvent de la reconnaître, alors que les symptômes cardinaux sont obscurs ou absents.

DE LA LYMPHANGITE

SATELLITE DU

CHANCRE SYPHILITIQUE

HISTORIQUE

Gaspar Torella, vers la fin du xve siècle, rapporte le cas d'un homme « qui eut des rapports avec une femme malade, à la suite desquels vint au pénis un ulcère virulent accompagné d'une dureté qui s'étendait comme les rayons d'une roue vers les aines ».

Mais sa constatation se borne là, et la vénéréologie ne fit rien de plus sur ce point jusqu'à la seconde moitié du xixe siècle. A cette époque, les syphiligraphes commencent à détailler l'histoire clinique du chancre induré, enfin individualisé et de ses complications.

En 1866, Cullerier, dans son *Précis iconographique des maladies vénériennes*, admet que la lymphite dorsale du pénis accompagne presque toujours le chancre induré et que, si on n'en parle pas, c'est qu'elle a pu passer inaperçue. Il la définit : « Un chancre induré plus étendu. » Huguier, Ricord et surtout Bassereau ont bien fait connaître l'induration des troncs lymphatiques qui se dirigent du chancre vers le groupe de ganglions voisins.

« Pas de chancre infectant sans adénopathie », disait Ricord dans ses *Leçons sur le Chancre*.

Fournier, en 1867, dans le *Dictionnaire Jaccoud*, écrit un article sur les lymphites simples ou virulentes, dessinant leur morphologie et leurs caractères différents suivant leur origine chancrelleuse ou syphilitique. Il considère les lymphites indurées et indolores comme caractéristiques de la syphilis.

En 1873, dans ses *Leçons sur la Syphilis*, il enseigne que ces lymphites se voient également tendues entre le chancre et les ganglions dans les accidents primitifs extra-génitaux, et peuvent être perçues roulant dans la masse adipeuse du mont de Vénus, chez les femmes ayant un chancre des grandes ou des petites lèvres.

Bassereau et Horteloup ont signalé les possibilités de suppuration des lymphites dorsales, au niveau de leurs renflements valvulaires, et la formation consécutive de fistules pouvant offrir un aspect chancriforme.

J. Rollet écrivit en 1874, dans le *Dictionnaire Dechambre*, un article où il démontre que le chancre « étant emprisonné sous le prépuce » la lymphite et l'adénite inguinale permettent d'affirmer sa nature.

En 1886, Diday, dans la *Pratique des Maladies vénériennes*, signale la fréquence et la longue durée « des cordons durs et indolents qui vont du chancre au ganglion »; il avait été tellement frappé de leur importance qu'il proposa, dans une de ses leçons à la Charité, d'en faire la section circulaire et sous-cutanée pour essayer d'atténuer l'infection.

A la même époque, Jullien affirme comme Diday la fréquence de la lymphite dorsale et son importance au point de vue du diagnostic, car « c'est, dit-il, un signe de presque certitude ».

Plus près de nous, en 1891, du Castel *(Des chancres génitaux et extra-génitaux)* décrit l'apparition et le sort de la lymphite dorsale et la différence des autres lymphites non spécifiques dont les caractères ont été si bien tracés par MM. Le Dentu et Longuet.

« Un phénomène capital dans l'histoire du chancre syphilitique, dit du Castel, est la production de son adénopathie ; elle est souvent la base d'une forte présomption, si ce n'est d'une affirmation complète. »

En 1889, le Dr Glanchard, dans son *Essai critique sur la physiologie pathologique et le traitement abortif de la syphilis primaire*, thèse inspirée par le professeur Augagneur, soutient, à l'encontre des idées de Auspitz et d'Unna, que la syphilis inoculée se propage le plus souvent par la voie des lymphatiques. De plus, il démontre que les lymphatiques sont un moyen de défense contre le virus infectant ; de même que Colin faisait du ganglion une forteresse d'arrêt pour les toxines tuberculeuses, de même Glanchard admet que le virus syphilitique, « arrivant dans les ganglions où il stagne, y détermine une hypergénèse des globules ; ces petits organes se tuméfient et perdent une partie de leur perméabilité ».

L. Sibut *(Du traitement du syphilome primitif et de son influence sur le développement de la maladie, 1897)* considère aussi la lymphite comme l'extension obligée du chancre.

Balzer *(Traité de médecine de Brouardel, 1896)* admet la valeur des lymphites dorsales et montre l'influence des infections secondaires sur leur développement.

Dans sa thèse sur les *chancres syphilitiques de l'urètre*, le Dr Bellet cite comme un des symptômes probants « la lymphite dorsale de la verge, donnant la sensation d'un cordon induré ».

DESCRIPTION

On pourrait définir la lymphite dorsale syphilitique :
une tuméfaction indolente des troncs lymphatiques dor-
saux superficiels et profonds de la verge, donnant au
toucher la sensation d'un cordon noueux et dur tendu
entre le chancre et les pléiades ganglionnaires des
aines.

Lorsqu'on examine un malade porteur d'une lymphite,
on trouve ordinairement une masse dure et triangulaire
dont la base s'implante sur la couronne du gland ; cette
masse, véritable coulée du syphilome initial, se prolonge
à la racine de la verge par un tube qui, pour sa grosseur
et sa rigidité, a pu être comparé à une plume d'oie ou à
un tuyau de pipe. Il s'agit bien entendu des cas où le
chancre est génital et siège au gland ou à son voi-
sinage.

Lorsque le chancre est au méat, l'induration lymphatique commence par envahir le frein, puis suivant le
trajet des canalicules collecteurs des réseaux du gland,
elle gagne le sillon balano-préputial où elle forme un
bourrelet ; puis, elle va constituer sur le dos du pénis la
masse triangulaire dont nous avons parlé plus haut.

Le bourrelet de la couronne du gland et l'induration
lymphatique du prépuce sont la cause du phimosis.

Le cordon résistant qui sert de trait d'union entre le chancre et les ganglions inguinaux peut être complet, mais peut aussi ne pas atteindre la racine de la verge et s'effiler en route ; il peut même être réduit à des grains isolés. Sa longueur moyenne, d'après Jullien, serait de 6 à 8 centimètres.

Ce cordon est moniliforme : il présente sur son trajet des renflements en grain d'orge dus aux valvules du vaisseau lymphatique engorgé.

Nous avons remarqué la persistance et la constance de ces renflements nodulaires en deux points situés : l'un au milieu de la verge, à peu près à égale distance du gland et de la racine, l'autre à la racine même de la verge.

J. Marchand a signalé en effet, récemment, l'existence en ces deux endroits de flexuosités du vaisseau qui se pelotonne en anses simples ou en huit de chiffre, d'une manière rappelant assez la disposition hélicine des artères.

On comprend aisément que ces magma puissent être perçus, alors que le vaisseau est lui-même trop peu œdématié pour attirer l'attention.

De même lorsque l'engorgement lymphatique disparaît, c'est encore en ces deux points que persistent le plus longtemps les derniers vestiges de la lymphite.

Nous avons souvent observé ce fait et notamment chez deux malades dont nous citerons les observations (obs. III et V). L'un d'eux se présente trois mois après son chancre, la lymphite a disparu et n'est plus représentée que par une petite masse dure, en grain d'orge, à la racine de la verge. Le second avait vu en un mois se résorber une lymphite énorme, présentait un seul noyau situé à l'endroit où siège la varicosité médio-pénienne.

Ce cordon moniliforme que l'on sent aisément en fai-sant rouler entre le pouce et l'index les téguments dor-saux de la verge paraît, après avoir atteint l'angle pubien, plonger sous le pubis avec l'organe.

Nous n'avons pas pu nettement constater sa corrélation directe avec les pléiades inguinales.

Quelquefois à ce niveau on trouve greffées pour ainsi dire sur les lymphatiques de petites masses dures, grosses comme une tête d'épingle ou un pois, qui semblent dues à de la périlymphite ; peut-être aussi serait-ce de l'adé-nite de la région pubienne.

Cette tuméfaction et cette induration spécifiques sont dues, d'après Verson *(Wirchow's Archiv für path. Anat.*, 1869), à l'altération inflammatoire du contenu des vaisseaux lymphatiques et à l'infiltration du tissu conjonc-tif périphérique par les cellules lymphatiques.

Lorsqu'il y a anomalie anatomique et que le lympha-tique dorsal est dédoublé, on sent évidemment deux cor-dons ; de même dans les cas de lymphite intense on peut percevoir le lymphatique profond au-dessous du superficiel, et on a la sensation de deux masses indurées superposées. Le malade dont il est question dans l'observation VII est un bel exemple de ces lymphites à deux étages.

SYMPTOMES ET FRÉQUENCE

La symptomatologie de la lymphite dorsale est calquée
sur celle des autres accidents syphilitiques ; comme eux
elle évolue à froid. Généralement elle précède l'adénite
inguinale et semble naître avec le chancre ; néanmoins
elle peut manquer ou bien n'apparaître qu'après les pléiades ganglionnaires des aines.

L'induration est caractéristique (sensation d'un tuyau
de plume, d'un tube de caoutchouc durci) et l'indolence
ordinairement complète. Le malade, très souvent, ne
s'aperçoit pas de cet accident qui n'attire en rien son
attention : parfois cependant, d'après J. Rollet, il aurait
la sensation d'une corde tendue le long de sa verge.

Le tissu cellulaire du fourreau a de la tendance à s'in-
filtrer et à devenir le siège d'un œdème dur.

Le cordon que la lymphite forme sous la peau peut,
quand il est volumineux, se dessiner en relief, mais
jamais les téguments ne s'enflamment et ne décèlent sa
présence par une traînée rose ou rouge comme dans la
lymphangite vulgaire ; parfois la peau prend une teinte
hortensia ou livide. Cependant Vacca Berlinghieri,
Ricord et Bassereau ont signalé la possibilité de la suppuration au niveau des valvules, avec fistules consécutives,

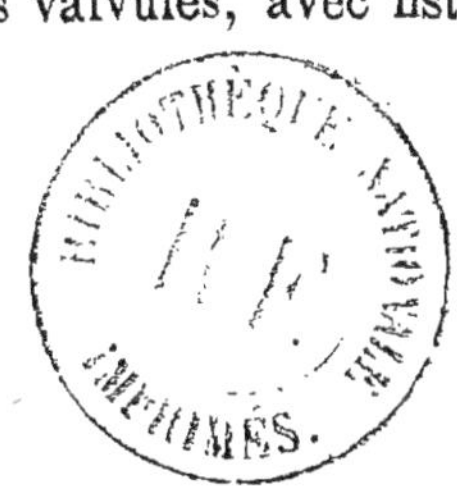

laissant s'écouler de la lymphe ou du pus. Horteloup a vu ainsi suppurer une lymphite dont le moulage est au musée de l'hôpital du Midi (n° 67) ; l'ulcération qui occupait le dos de la verge avait l'aspect du chancre initial, et ses bords étaient très indurés.

Balzer considère ces faits comme exceptionnels.

Peut-être dans les cas de chancres mixtes, l'infection surajoutée par le bacille de Ducrey, favoriserait-elle la suppuration ? Les lymphites guérissent par résolution après un temps variable, mais toujours assez long : deux, trois et même dix mois d'après du Castel.

Nous avons fait remarquer plus haut les deux points d'élection de ces indurations persistantes.

Cette marche essentiellement chronique est très favorable pour le diagnostic éloigné, alors que le chancre a disparu ou a perdu ses caractères. Presque tous les auteurs s'accordent pour admettre une très longue durée de ces angioleucites avant le retour à l'état normal.

Ces lymphites sont-elles fréquentes ?

Ricord, qui disait « pas de chancre sans adénopathie », signale la présence nombreuse de la lymphite, mais ne donne pas de statistique.

Cullerier admettait que la lymphangite dorsale accompagne presque toujours le chancre, mais qu'elle peut passer inaperçue, car assez souvent elle n'est pas assez apparente pour attirer l'attention.

J. Rollet rapporte que sur 222 cas d'adénite, Bassereau a noté 41 fois la lymphite ; « de mon côté, dit-il, l'expérience m'a enseigné que le quart environ des adénites syphilitiques s'accompagnent d'angioleucite appréciable ».

Homolle, Diday et Jullien s'en rapportent à Bassereau et adoptent la moyenne de 1 lymphite sur 5 cas de syphilis. Cette moyenne nous paraît un peu faible ; sur 20 malades pris au hasard à l'Antiquaille, dans le service de M. Augagneur, nous avons trouvé 15 fois la lymphangite dorsale. Il est vrai qu'à l'hôpital on a affaire à des malades souvent malpropres et peu soigneux de leur personne, et il faut faire la part des infections secondaires qui se font au niveau du chancre, infections qui peuvent entrer en ligne de compte pour la formation de la lymphite ; surtout lorsque le chancre est ulcéré, saignant, et présente ainsi une bonne surface d'absorption.

Nous pourrions citer à l'appui de cette hypothèse le malade de l'observation V, qui vit disparaître rapidement une lymphite énorme, après une série de bains sulfureux où il lava soigneusement son gland.

Du Castel et M. Cordier, de Lyon, admettent que l'on trouve, après un examen sérieux, relativement peu de malades ne présentant aucune trace de lymphite.

Balzer, de son côté, prétend que cet accident n'est pas si fréquent qu'on le croit et que « ces cordons ne sont pas toujours constitués par des troncs lymphatiques, mais aussi par des altérations vasculaires et quelquefois par la phlébite de la veine dorsale ».

Quoi qu'il en soit, beaucoup de syphiligraphes tendent actuellement à admettre la grande fréquence et même la presque constance de la lymphite, tout en reconnaissant qu'il est des cas où manifestement on n'en peut trouver.

En résumé, les uns donnant la faible moyenne de

1 sur 5, les autres opinant pour le plus grand nombre des cas, pour être éclectique et pour répondre le plus possible à la réalité, on pourrait admettre la moyenne de 3 sur 5 qui, du moins pour la pratique hospitalière, ne nous semble pas trop forte.

DIAGNOSTIC

Puisque dans des cas si nombreux on trouve une lymphite dorsale, et que, dans la syphilis seule, on la voit avec ces caractères si spéciaux d'induration, d'indolence et de chronicité, n'est-il pas permis de renverser la proposition et d'affirmer, en présence d'une telle lymphite, le chancre étant larvé, défiguré, caché sous un phimosis ou même absent, qu'il s'agit bien de la vérole ?

Presque tous les syphiligraphes actuels se rangent à cette opinion ; car, en effet, la lymphite syphilitique se différencie nettement des autres lymphangites du même organe, notamment des lymphangites chancrelleuse et blennorragique.

1° Lymphite chancrelleuse. — « Cette inflammation chronique, qui se limite aux parois d'un tronc ou de quelques gros vaisseaux lymphatiques, n'a rien de commun avec la lymphangite chancrelleuse, qui a une marche aiguë et englobe le plus souvent dans une même traînée phlegmoneuse les vaisseaux sanguins collatéraux, qui souvent suppure et donne lieu à des ulcérations chancrelleuses secondaires. » (Homolle.)

Chez les porteurs de chancre mou on sent parfois un

ou deux cordons, quelquefois plus, qui cheminent sous les téguments du dos de la verge; ces cordons sont noueux avec des renflements olivaires, mais ils n'ont pas la dureté ligneuse des lymphites syphilitiques, ils sont simplement résistants.

Ils sont noyés dans une gaine d'œdème inflammatoire et leur trajet est dessiné par des traînées roses ou rougeâtres comme dans les angioleucites symptomatiques des infections ordinaires; on ne voit rien de tel dans la syphilis.

De plus, à la palpation on n'a pas la sensation d'un cordon nettement défini, d'une « plume de corbeau », mais d'une traînée empâtée et mal limitée, à cause de l'inflammation de plusieurs lymphatiques contigus, comme l'expliquent MM. Le Dentu et Longuet.

Puis ces lymphites chancrelleuses sont constamment sensibles au toucher, souvent même douloureuses; cette hyperesthésie s'étend alors à toute la verge qui semble « lourde », les érections peuvent être fréquentes et insupportables, causant de l'insomnie, de l'agacement, une sorte d'état nerveux et même un mouvement fébrile.

La lymphite syphilitique, au contraire, évolue à froid et jamais elle n'est douloureuse, tout au plus cause-t-elle dans quelques cas une légère sensation de gêne.

Enfin un dernier signe très important est l'allure aiguë de l'angioleucite chancrelleuse; en deux ou trois jours le bubonule parcourt ses étapes et arrive à la suppuration. Simultanément plusieurs renflements valvulaires s'enflamment, s'abcèdent et crèvent, laissant s'écouler un pus sanieux, tantôt grumeleux, tantôt lié et toujours réinoculable au porteur. Le fond de l'ulcération ainsi produite, lorsqu'il est détergé, a l'aspect d'un chancre simple.

Nous avons vu, au contraire, la rareté de la suppuration des lymphites syphilitiques et, dans ces cas, l'induration caractéristique des bords de l'ouverture; par contre leur durée est très longue, elles persistent au moins quatre semaines et on en a vu durer pendant six mois.

2° **Lymphite blennorragique.** — Elle naît d'une blennorragie aiguë. La lésion est caractérisée par un petit nodule gros comme une tête d'épingle ou un pois, situé au-dessous de la muqueuse dans le sillon balano-préputial ou dans l'épaisseur du prépuce, près du frein. Ce nodule est presque indolore, de consistance dure et cartilagineuse.

Il rappelle absolument le chancre nain syphilitique, mais contrairement à celui-ci, il est mobile sur la muqueuse et l'épiderme qui le recouvre est sain, sans aucune dépression centrale.

Il semble se prolonger sur le dos de la verge par un cordon rond, dur et indolent, qui va en s'effilant pendant 3 ou 4 centimètres.

Là surgit la difficulté ; mais on peut arriver à poser le diagnostic par l'ensemble du tableau clinique, d'abord la constatation du gonocoque dans les sécrétions urétrales; ce fait n'est guère probant par lui-même, car la blennorragie et un chancre de l'urètre peuvent coexister.

Ensuite le point de départ spécial, ce nodule mobile ; l'absence constante de phimosis et de paraphimosis indurés, doivent être pris en considération.

Enfin les doutes seront levés si cet accident arrive

avant le temps normal d'incubation qu'aurait nécessité un chancre.

Signalons d'ailleurs la rareté de ces lymphites.

Ces angioleucites blennorragiques sont dues à l'inflammation d'un follicule lymphatique de Neumann ; elles peuvent durer plusieurs semaines.

Citons en passant les lymphites herpétiques qui ne présentent aucune induration et sont accompagnées de rougeur, de chaleur et de douleur comme les lymphangites banales.

En résumé, la lymphite syphilitique semble avoir une physionomie bien à part, suffisante pour justifier le crédit qu'on lui accorde dans le diagnostic de la vérole ; surtout si l'on songe qu'elle n'est pour ainsi dire jamais défigurée par les infections secondaires, comme les toxines du bacille de Ducrey. Aussi, dans le chancre mixte est-elle d'un précieux secours.

« J'ai souvent retrouvé dans les cas de chancres mixtes, dit J. Rollet, le cordon dur du dos de la verge qui annonce l'extension de la maladie aux vaisseaux comme aux ganglions lymphatiques. »

On peut donc dire avec Jullien, en présence d'une lymphite bien caractérisée, qu'il y a une « presque certitude » et pour plus de prudence, pratiquement, on pourrait encore restreindre le mot presque, surtout en vue du traitement.

OBSERVATION I (résumé).

(Publiée par M. L. Fournier.)

C..., ouvrier raffineur, âgé de quarante-quatre ans,

entre à l'hôpital du Midi, le 1er juillet 1856. Quelques jours après un coït suspect, ce malade présente un écoulement sanieux, strié de sang, peu abondant ; les lèvres du méat sont légèrement écartées. Induration parcheminée au niveau de la fosse naviculaire, adénopathie bi-inguinale à ganglions multiples, indurés et indolents.

Lymphangite dorsale de la verge, indurée et indolore.

Inoculation négative.

Le 10 avril 1856, mort subite. Autopsie.

A l'ouverture de l'urètre, constatation d'un chancre typique couché dans la fosse naviculaire.

OBSERVATION II

(Cette observation et les suivantes sont prises
dans le service du Dr Augagneur.)

M. R..., vingt-neuf ans, tripier, entre à l'hôpital le 10 octobre 1898, pour une écorchure survenue il y a un mois et demi dans son dernier coït.

Actuellement, on constate sur le prépuce, partie dorsale, à 1 centimètre du limbe, un chancre gros comme un pois, rouge cuivré, un peu suintant, manifestement induré et indolore.

Lymphite dorsale moniliforme bien caractérisée ; petits ganglions dans l'aine droite, de la grosseur d'un pois ; deux ou trois dans l'aine gauche.

Pas de roséole, ni de céphalée, ni d'autres troubles.

Le malade sort le 18.

Le 24 janvier 1899, il rentre à l'hôpital, n'ayant, paraît-il, pas eu de troubles secondaires jusqu'à ces jours derniers. Actuellement, il présente entre les jambes, au scrotum, autour de l'anus et sur les fesses des condylomes spécifiques occasionnant une vive cuisson et une odeur fétide. Quelques ganglions à la nuque.

Le lymphatique dorsal est encore légèrement induré à la racine de la verge.

OBSERVATION III

Le 14 novembre 1898, G. P..., vingt-cinq aus, journalier, entre dans le service du Dr Augagneur, à l'Antiquaille, pour des plaques érosives apparues depuis une quinzaine de jours sur le scrotum, le pourtour de l'anus, la face interne des cuisses. Ces plaques sont arrondies, d'un rouge sombre, isolées et nettement surélevées. Sur la verge, elles affectent plutôt la forme de papules.

Sur le corps une roséole maculeuse et papuleuse.

Le malade dit avoir eu son chancre il y a trois mois ; on trouve encore la pléiade inguinale, et à la racine de la verge, un petit noyau induré, en grain d'orge, dernier vestige de la lymphite dorsale. Le chancre est représenté par une plaque résistante rouge chair musculaire, sur le bord droit du prépuce, partie interne.

OBSERVATION IV

C. L..., dix-neuf ans, garçon de café, entre le 29 octobre 1898 à l'hôpital. Il y a douze jours, quarante-huit heures après son dernier coït et un mois après son avant-dernier, il ressentit une « cuisson » sur le gland, sans qu'il remarquât d'écorchure, puis ne put plus décalotter.

A l'examen, on constate que la verge œdématiée est en état de phimosis ; par le limbe préputial coule un pus abondant ne provenant pas de l'urètre.

Pas de lymphite appréciable ; quelques gros ganglions douloureux et rénitents dans les aines.

Pas d'autres symptômes généraux.

Le 12 novembre, apparaît une lymphite dorsale granuleuse, peu grosse, mais très nette, absolument indolore.

Pensant à un chancre mixte, on fait l'inoculation au porteur : elle est positive.

Le 26, on constate des macules de roséole sur les flancs du malade.

Le 17 décembre, éclosion de plaques muqueuses sur les piliers du voile du palais ; bon état général, la roséole disparaît.

Un peu de céphalée le soir ; le 25, les plaques muqueuses sont totalement guéries, sous l'influence du traitement spécifique.

Le 6 avril, le malade étant encore en puissance de phimosis, nous n'avons pu voir le chancre.

OBSERVATION V

F. J..., trente-six ans, terrassier, entre à l'hôpital le 7 mars 1899.

Le malade est atteint d'une blennorragie chronique.

Il y a quinze jours, trois jours après son dernier coït

et vingt-cinq après l'avant-dernier, il lui vint une ulcéra-tion chancriforme sur le dos du gland.

En même temps son prépuce s'œdématia et il fut atteint de phimosis.

Actuellement, cette ulcération, grosse comme une pièce de 20 centimes, est d'un rouge jambon, très indurée, le centre est déprimé en cratère.

A partir de ce chancre, s'étale une masse triangulaire énorme, de 1 centimètre et demi de large sur 1 de long, fort dure, se continuant jusqu'à la racine de la verge par un gros cordon dur et indolore de 1 centimètre de diamètre au moins. Cette lymphite s'apprécie très bien à la vue.

Pléiade inguinale ; les ganglions sont gros comme des noisettes.

Début de roséole sur l'abdomen.

Le 30 mars, la roséole qui s'est nettement manifestée, commence à disparaître ; la lymphite n'existe plus qu'à l'état vestige, sur une longueur de 1 centimètre, au niveau du renflement valvulaire médio-pénien.

OBSERVATION VI

J. C., vingt-deux ans, corroyeur, entre à l'Anti-quaille le 28 octobre 1898.

Jamais de maladies vénériennes antérieures.

Il y a une semaine, quarante-deux jours après son dernier coït, il lui vint une petite excoriation sur le four-reau, elle était presque indolore et augmenta peu à peu. Pas de céphalée, pas de troubles de l'état général.

Le chancre situé à la face postérieure du fourreau, près

du gland, est large comme une pièce de 20 centimes, de couleur rouge cuivre, vernissé et induré. Au début il présentait un suintement séro-purulent.

La lymphite est peu marquée au pénis, mais à la racine de la verge, elle se renfle subitement en prenant la forme et la grosseur d'un grain de blé.

Deux gros ganglions à droite, peu marqués à gauche.

Le 5 novembre, roséole maculeuse, disséminée, maux de tête légers le matin. Rien dans la bouche, pas de chute de cheveux. Etat satisfaisant. Le noyau de lymphite se perçoit toujours aussi nettement.

OBSERVATION VII

C. G., vingt-trois ans, manœuvre, entre à l'Antiquaille le 19 octobre 1898.

Quelques jours après son dernier coït, un mois après l'avant-dernier, il prit à la couronne du gland une petite excoriation rouge et indolore qu'il croyait être une chancrelle ; mais il survint du paraphimosis, et bien que sa santé ne fût en rien altérée, le malade entre à l'hôpital.

La verge est rougeâtre, dure, très œdématiée ; dans le sillon balano-préputial près du frein et à droite, on constate un chancre suintant, très purulent, très induré et assez profond ; il s'étend sur une longueur de 1 cm. 50 environ.

Lymphite moniliforme très marquée, indolente. A la racine de la verge on sent deux plaques de 2 cm. 50 de long, sur 1 centimètre de large ; ces plaques dures sont superposées et forment deux étages. Elles sont dues vraisemblablement à l'engorgement du lymphatique dorsal superficiel et du lymphatique profond.

La lymphite aboutit à un ganglion situé au-dessous du pubis.

Ganglions volumineux, mobiles, indolores et durs, à droite.

Plus petits à gauche, où ils sont comme des pois. A droite ils ont le volume d'une noix.

Le 6 novembre, roséole papuleuse confluente sur le tronc et la face antérieure des cuisses. La lymphite est encore aussi marquée qu'au premier examen.

Pas de plaques muqueuses. Pendant quinze jours le malade a eu des céphalées fortes mais cessant au moment où il s'endormait.

Pas de chute de cheveux.

Le malade se sent affaibli.

OBSERVATION VIII

Chancre mixte.

J. B., vingt-six ans, cultivateur, entre à l'hôpital le 1er octobre 1898.

Jamais de maladies vénériennes antérieures.

Il y a un mois, quinze jours après son dernier coït, le malade prit une ulcération un peu douloureuse au bout du gland.

Peu à peu, d'autres ulcérations semblables se produisirent à côté de la première. Le malade les traita avec de l'iodoforme.

Actuellement on constate une couronne de petits chan-

cres suintants, douloureux au toucher sur le limbe préputial.

L'induration n'est pas franche. Phimosis irréductible.

Il y a une lymphangite moniliforme, indurée, presque
insensible.

Légère induration sous phimosis au niveau du frein.

Pléiade inguinale indurée, assez mobile, un peu douloureuse.

L'inoculation du pus chancreux est pratiquée au flanc
droit ; deux jours après, éclosion d'une chancrelle caractéristique.

Le 4 novembre, à la partie supérieure du limbe on
voit une ulcération à bords irréguliers et surélevés, de la
grandeur d'une pièce de 50 centimes, à fond granuleux,
avec un exsudat séreux, douloureuse et assez indurée
(3 cautérisations).

A la partie inférieure du limbe deux chancres identi-
ques mais plus petits, dus à l'inoculation par contact.

On sent sous le prépuce (phimosis) au niveau du frein
une masse indurée, grosse comme une fève, irrégulière.

La lymphite est faible au niveau du prépuce, bien marquée et moniliforme en haut de la verge.

Les ganglions inguinaux sont nombreux, mobiles, durs
et indolents, variant de la grosseur d'un pois à celle d'une
noisette.

Etat général assez bon, sauf quelques maux de tête.

M. Augagneur avait porté le diagnostic de syphilis dès
le 25 octobre et institué le traitement mercuriel.

Le malade quitte le service le 15 novembre sans avoir
présenté de roséole.

Observation IX

J.-M. L..., trente-six ans, boulanger ; entre à l'hôpital le 25 octobre 1898.

Blennorragies multiples il y a quelques années.

Les premiers jours d'octobre, il constata la présence d'une petite ulcération indolore au niveau du frein ; il y avait un mois et demi que le malade n'avait eu de rapports sexuels.

Peu à peu l'ulcération primitive augmenta, il s'en forma une autre à côté, quinze jours après l'éclosion de la première.

Etat général satisfaisant.

A l'examen on constate un chancre induré de la dimension d'une pièce de 50 centimes situé à la place du frein détruit, il est excavé et purulent, indolore.

Le second chancre, de forme ovale, est situé à la partie dorsale du sillon balano-préputial, saigne facilement et présente une induration nette.

Lymphite dorsale prononcée avec un renflement médio-pénien en forme d'olive.

Quatre ou cinq gros ganglions assez peu mobiles et indurés dans les aines.

Le 4 novembre, le chancre primitif est réduit aux dimensions d'une pièce de 20 centimes, il est cratériforme et tapissé d'un exsudat blanchâtre, le frein est détruit.

Le deuxième chancre est réduit à une excoriation saignante.

La lymphite est encore très marquée, moniliforme,

d'un diamètre de 7 millimètres environ. Le renflement médio-pénien n'a pas changé d'aspect.

Dans l'aine droite, un gros ganglion induré, indolent et mobile ; pléiade dans l'aine gauche.

Pas de maux de tête, pas de chute de cheveux, une roséole assez abondante couvre le tronc.

Etat général satisfaisant.

OBSERVATION X

J. J..., dix-neuf ans, manœuvre, entre à l'Antiquaille le 20 septembre 1898.

Un mois après son dernier coït, il s'aperçut d'une écorchure sensible au frottement et purulente, qui prit vite les dimensions d'une pièce de 50 centimes.

A l'examen, nous constatons sur le fourreau, partie dorsale et à droite, un chancre très induré, séro-sanguinolent. La verge est œdématiée, et l'engorgement des lymphatiques dorsaux est très prononcé. Immédiatement au-dessus du chancre, on sent une plaque dure et cartilagineuse de 1/2 centimètre de largeur, allant jusqu'au milieu du pénis et mesurant ainsi 2 centimètres de longueur ; cette plaque se continue par un cordon moniliforme moins accusé.

Ganglions durs, indolores, assez mobiles dans les aines ; à droite, il en est un plus gros (semblant un peu enflammé) comme une noix.

Le 4 novembre le malade a eu une roséole assez intense ; elle commence à disparaître ; quelques plaques muqueuses sur les amygdales et les piliers antérieurs ; un peu de dysphagie.

Alopécie légère, quelques maux de tête.

Observation XI

J. D..., vingt-trois ans, cultivateur ; entre à l'Antiquaille le 28 septembre 1898.

Le dernier coït remonte à vingt et un jours, l'avant-
dernier à cinquante.

L'affection débuta, il y a quinze jours, par une ulcération saignante au bout du gland, de la dimension d'une
lentille.

Actuellement, le malade présente au méat (hypospade)
une ulcération profonde, arrondie, à bords réguliers, surélevés, à fond sanguinolent.

La lymphite dorsale est très marquée, on trouve un
petit renflement olivaire médio-pénien et une grosse plaque
de 1 centimètre de large sur 3 de long à la racine de la
verge, cette plaque est très indurée et absolument indolore.

Ganglions durs, mobiles, dans les deux aines, gros
comme des noisettes.

On remarque de nombreuses papules cuivrées et squa-
meuses sur le dos de la verge et la partie antérieure du
scrotum.

Le 6 novembre 1898, roséole discrète; maux de tête assez
forts pendant une dizaine de jours. Pas de chute de cheveux.

Le malade se sent un peu affaibli.

La lymphite persite toujours.

Observation XII

V. G..., dix-neuf ans, pâtissier ; entre à l'Antiquaille
le 28 février 1899.

Avant-dernier coït, il y a sept semaines, derniers rapports, il y a un mois avec une autre femme.

Huit jours après le dernier coït, il survint du phimosis et un suintement séro-purulent par le limbe préputial ; en même temps apparut un petit bouton rouge à gauche de la ligne médiane sur le limbe ; ce bouton ne tarda pas à s'ulcérer et il en vint d'autres à côté.

A l'entrée, on constate, outre la balanite qui suinte encore beaucoup, sur le limbe, à gauche, une petite surface surélevée, à base indurée, présentant en son milieu une petite ulcération en cratère ; le fond est recouvert d'un enduit muqueux ; essuyé, il paraît couleur chair de jambon. Les dimensions sont celles d'une lentille.

En dedans de ce chancre, sur la ligne médiane, on trouve une autre ulcération plus petite, moins surélevée, ovalaire, dont le fond est enduit de muco-pus.

Le limbe, ailleurs, est rouge, œdématié, mais non ulcéré.

Pléiades inguinales accusées, un gros ganglion à gauche (grosseur d'une noix).

Lymphite dorsale à renflements olivaires, bien marquée sur toute la longueur de la verge, d'un diamètre de 2 ou 3 millimètres environ.

Sur le tronc, roséole pâle, discrète.

Pas de céphalée, ni d'alopécie.

Le fond de la gorge est rouge livide, les amygdales grosses, pas de dysphagie.

Le 4 mars, inoculation du pus chancreux.

Le 7 mars, le résultat est positif.

Le 12 mars, la roséole persiste, pâlie. Les ganglions et la lymphite sont toujours accusés ; quelques plaques muqueuses dans la gorge, sur l'amygdale gauche. Le 6 avril, la lymphite est très effacée et ne se trahit plus que par un grain d'orge à la racine.

Observation XIII

P. F..., vingt et un ans, cordonnier, entre à l'Antiquaille le 24 mars 1899.

Rapports journaliers avec des femmes variées. Vers le mois de décembre, il vit apparaître sur le scrotum et la verge des plaques de couleur vineuse, surélevées, sécrétant du pus et cuisantes.

Le malade ne se souvient pas d'avoir eu un chancre, mais au mois d'octobre, sans avoir de blennorragie, sans écoulement, il eut à la miction des douleurs localisées au méat. Il remarqua alors dans ses aines des grosseurs dures et indolores, et s'aperçut qu'il avait sur le dos de la verge comme une corde dure allant jusqu'au pubis.

Au mois de janvier, le malade contracta des chancrelles dans le sillon balano-préputial.

Au mois de février, éclosion de plaques muqueuses buccales et engorgement ganglionnaire sous-maxillaire.

Ce malade, très fumeur, en présente encore le jour de son entrée ; il eut aussi de fortes céphalées qui durent encore et un peu de chute de cheveux.

Il est porteur en outre d'une ancienne gale.

Il fut traité à l'hospice de Bésançon en janvier 1899 pour la syphilis, et depuis a toujours pris du mercure.

6 avril. — Dans la moitié supérieure de la verge, on

sent encore la lymphite moniliforme de 2 ou 3 millimètres de diamètre, avec un renflement en grain d'orge médio-pénien et un à la racine.

OBSERVATION XIV

M. D..., dix-sept ans, plâtrier, entre à l'hôpital le 3 février 1899.

Coït le 15 novembre 1898, derniers rapports le 28 décembre 1898.

Dix jours après ceux-ci, le malade est atteint de phimosis et par le limbe suinte la sérosité sanieuse d'une balanite.

A l'entrée, en réduisant le phimosis, on voit au niveau du frein une ulcération ovalaire peu profonde, de la dimension d'une pièce de 50 centimes, recouverte d'un enduit purulent, à fond piqueté de rouge.

A la partie inférieure et interne du prépuce, sur les deux bords latéraux, on note trois petites ulcérations à contours réguliers, peu profondes, peu étendues, non indurées.

Pléiade peu accusée, excepté un gros ganglion dur et indolore dans l'aine gauche, ayant les dimensions d'une grosse noix.

Lymphite nette, indolore, de petit calibre (2 millimètres environ).

Roséole sur le tronc et les membres.

13 février. — Inoculation négative du pus chancreux.

1er mars. — Un écoulement purulent et abondant survient par l'urètre, le malade nie toute blennorragie antérieure.

J. E.   3

7 mars. — L'examen microscopique du pus montre des gonocoques en abondance.

5 avril. — Le phimosis a disparu. Le frein en majeure partie détruit est remplacé par une excavation cicatrisée.

La lymphite s'est un peu effacée, mais elle est toujours nette à la racine de la verge, à l'angle pubien.

Une roséole papuleuse intense couvre le tronc et les cuisses, et même le front. Etat général bon.

OBSERVATION XV

P. C., trente-cinq ans, mineur. Entre à l'Antiquaille le 21 mars 1899. Le malade pratiquait un coït hebdomadaire ; les derniers rapports remontent à un mois. Quelques jours après, le malade d'ailleurs très peu soigneux de sa personne, vit son prépuce s'œdématier en même temps qu'apparaissait à sa partie inférieure quelque chose de dur.

A l'entrée, on constate un phimosis induré ; à la partie inférieure du limbe, on voit de petites ulcérations d'un rouge vineux, à base indurée. Le malade eut ces temps derniers un suintement purulent par le limbe ; cela était dû probablement à de la balanite.

Dans l'aine droite, deux ganglions gros comme des pois ayant régressé, durs et indolents ; dans l'aine gauche, ils sont fort petits.

La lymphite dorsale est peu accentuée ; à la racine de la verge, on trouve un noyau gros comme un grain d'orge, dur et indolent.

Le 6 avril, le phimosis ayant disparu, on voit le chancre situé sur le prépuce, à la face interne et au-dessus du frein ; il est surélevé, rouge chair musculaire, sec, large comme une pièce de 50 centimes.

CONCLUSIONS

I. Les lymphites syphilitiques du dos de la verge sont spécifiées par leur induration, leur indolence et l'absence habituelle de suppuration.

II. Elles sont d'une grande fréquence : trois pour cinq chancres syphilitiques environ ; dans la clientèle hospitalière cette moyenne est plus forte.

III. Elles sont pathognomoniques et l'on peut dire que leur présence est la « signature de la vérole ». Toutes les fois qu'on trouve une telle lymphite même en l'absence de signes certains du chancre induré, il faut admettre la nature syphilitique de l'ulcération, cause de la lymphite.

BIBLIOGRAPHIE

Ricord, Leçons sur le chancre, 1858.

Cullerier, Précis iconographique des maladies vénériennes, 1866.

Fournier, Dictionnaire Jaccoud (article Chancre), 1867.

— Leçons sur la syphilis, 1873.

Verson, In Wirchow's Archiv. für path. Anat., vol. XVL, 1869.

Homolle, Dictionnaire Dechambre (art. Syphilis), 1883.

Jullien, Traité des maladies vénériennes, 1886.

Diday, Pratique des maladies vénériennes, 1886.

J. Rollet, Dictionnaire Dechambre (art. Chancre), 1875.

Du Castel, Chancres génitaux et extra-génitaux, 1891.

J. Marchand, Bulletin de la Société d'anatomie, 1889.

Balzer, Traité de médecine du Dr Brouardel, 1896.

L. Sibut, Traitement du syphilome primitif, 1897.

Bellet, Chancres syphilitiques de l'urètre (th. de Paris, 1898).

Glanchard, Essai critique sur la physiologie pathologique et le traitement abortif de la syphilis primaire (th. de Lyon, 1889).

TABLE

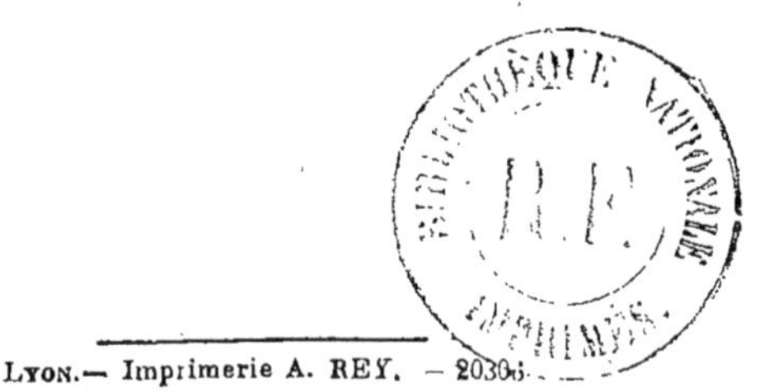

9 782013 566308